Dr. Dietrich Volkmer

Die Kunst des Knirschens

Eine kleine Konfrontations-Kunde

Dietrich Volkmer

Die Kunst des Knirschens

Eine kleine Konfrontations-Kunde

Energetik Verlag

Nur die

Fantasie-losen

flüchten in die

Realität

Umschlag : Dr. Dietrich Volkmer
Gestaltung und Satz : Roland Schale
Druck und Verarbeitung : Fuldaer Verlagsanstalt GmbH

Printed in Germany
ISBN 3-925 806-31-8

Inhaltsverzeichnis

Einstimmung

Dieses Buch ist ein Abfallprodukt. Nein, nein - nicht wie Sie jetzt glauben könnten. Und den grünen Punkt finden Sie auch nicht auf dem Umschlag.

Vielmehr entstand die Idee mitten während der Vorbereitungen für einen Vortrag zum Thema: Symbolik der Okklusion (Zusammen-beißen) und des Kiefergelenks.

Das Wort Abfall ist daher (so hoffe ich zumindest) nicht als Müll zu interpretieren, sondern stellt die geistige Querstrebe zu einem ähnlich gelagerten Gedankenbereich dar.

Nehmen Sie daher den ersten Satz der Einleitung nicht wörtlich.

Viele Leute nehmen ein Buch in die Hand, und blättern darin herum. Häufig ist die Einleitung die Markierung, auf der das Auge und das Gehirn länger verweilen. So bedeutet die herbe Eingangsformulierung nicht mehr und nicht weniger als eine Aufforderung, nochmal hinzuschaun und - so hätte ich es gern - im günstigsten Fall das Buch mit an die Kasse nehmen. Davon lebt nämlich der Buchhändler und mein Verleger.

Die paar Pfennige, die letztendlich auf meinem Konto als Autorenhonorar landen, sind so reichlich nicht bemessen. Manchmal könnte ich dann ob des hohen Zeiteinsatzes genau das tun, was vorn auf dem Titelbild prangt.

Sollten Sie es auch häufiger tun, dann hilft nur eines: Weiterlesen. Selbst wenn das Buch Ihnen zu keiner Heilung verhilft, vielleicht wissen Sie in Zukunft, warum Sie es tun. Dann läßt es sich leichter damit umgehen. Oder Sie tun es fortan bewußt mit Freude, – die möchte ich Ihnen unter keinen Umständen vermiesen.

So, liebe Leserin, lieber Leser, jetzt sind Sie bereits so weit gekommen. Nunmehr bleibt mir nur eine Empfehlung auszusprechen:

Zähne zusammenbeißen und durchlesen.

Kauf- und Knirschmotivation

Zum erstenmal bei meinen bislang veröffentlichten Büchern habe ich mir die hoffnungsfrohe oder auch bange Frage gestellt: Was könnte der Beweggrund sein, daß Sie, verehrte(r) Leser(in), dieses Buch erworben haben, falls nicht ein hilfreicher oder böswilliger (oder beides zusammen) Zeitgenosse es Ihnen als Geschenk dediziert hat. Einem geschenkten Gaul schaut man nicht ins Maul, werden Sie sagen. Diesmal doch. Denn es geht ja um eine Tätigkeit, die sich in der erdrückenden Anzahl der Fälle in jenem Bereich abspielt, in den man nicht hineinsehen soll.

Da es nahezu unmöglich ist, generalisierte Kaufverhaltensmuster aufzustellen, habe ich mich bemüht, Untergruppierungen von Interessenten auszuwählen. Es besteht allerdings kein Anspruch auf Vollständigkeit. Die eine oder andere Randgruppe ist mir mit Sicherheit durchs mentale Netz geschlüpft.

Um jeglichem Mißverständnis und Prioritätsgerangel vorzubeugen:

Die Reihenfolge ist wahllos, unalphabetisch und bedeutungslos. Wenn also der Rohköstler gleich hinter dem Esoteriker kommt - dann ist das rein zufällig und unbeabsichtigt. Was indessen Gemeinsamkeiten zwischen beiden Gruppen nicht ausschließt.

Letztendlich sei noch ein wichtiger Zusatz als Leserhinweis gestattet:

Die Betrachtung der einzelnen vermuteten Lesergrupen ist nicht etwa eine Art Hinführung auf das Thema. Vielmehr ist es bereits zentrales Geschehen dieses Buches, da sich das Hauptanliegen an den jeweiligen von mir willkürlich aber affinitätsmäßig herausgegriffenen Figuren des „homo erectus bruxans" am besten illustrieren läßt.

Sie sind Naturwissenschaftler(in)

Sollten Sie das Buch mit dem heimlichen Hintergedanken gekauft haben, irgendwo ein Kapitel über die wissenschaftliche Betrachtung des Bruxismus (vornehme Fachbezeichnung für das profane deutsche Wort Knirschen) zu finden, so muß ich Sie enttäuschen. Ebenso werden Sie auf der Suche nach Elektromyogrammen (Aufzeichnung der Muskelaktivitäten ähnlich dem Elektrokardiogramm) oder REM-Phasen (Rapid Eye Movement, unruhige Phase während des Schlafes) erfolglos bleiben.

Das lesen Sie lieber in den dicken Wälzern nach, die landauf, landab in den Buchregalen von Ärzten und Wissenschaftlern Staub ansetzen.

Gilt für Sie der Leitspruch des Buches, den Sie vorn finden, so behalten Sie das Buch.

Falls nicht, so gibt es nunmehr zwei Möglichkeiten:

Sie sind ein großzügiger Mensch. Dann haken Sie dieses Buch so ähnlich wie ein Wirtschaftsunternehmen als Fehlinvestition ab und damit basta. Keine Träne, kein Bedauern, kein Klageruf, kein Zähneknirschen.

Sie halten es lieber mit der Sparsamkeit, dem Urtrieb der Schwaben!

Dann hilft nur eines: Verschenken. Suchen Sie sich ein Opfer im Verwandten- oder Bekanntenkreis aus, auf das Ihrer Meinung nach die Beschäftigung mit einem Buch paßt, daß offenbar unter Ihrem Niveau liegt. Sie kennen doch den schönen Spruch von Wilhelm Busch: Und nach alter Kennerweise steigt die Achtung mit dem Preise. Daher ein Insider-Tip: Den Preis auf der Innenseite des Covers nochmal mit Bleistift kräftig nachfahren, dabei um einen Zehner nach oben aufrunden und dann alles wegradieren.

Das beeindruckt immer!

Den Trick kennen Sie schon? Schade! Wie kann ich auch annehmen, Alleininhaber solcher Eindruckschinderei zu sein?

Sie wollen vorerst dieser Lektüre keine weitere Aufmerksamkeit schenken, sie aber trotzdem behalten.

Legen Sie dieses Buch erst einmal beiseite. Die Zeit ist dafür noch nicht reif. Warten Sie nur in Ruhe und Geduld. Die Zeit, dieser kuriose Taktgeber des Schicksals, läßt Sie schon wieder zu dieser Lektüre greifen – wenn es denn sein soll.

<u>Sie sind Esoteriker(in)!</u>

Um Himmels willen, was hat Sie nur veranlaßt, in die Niederungen der Trivial-Literatur herabzusteigen?

Sie sind doch schon so weit, was und wie weit das auch immer sein mag.

Dieses Buch mit seinen Abhandlungen über ein so banales Thema wie das Knirschen stört Sie doch nur auf Ihrem Weg.

Wo aber wollen Sie denn eigentlich hin?

Haben Sie gar eine selbst ausgestellte Lizenz als Reiseleiter in Sachen meditativer Führung anderer Seelen? Alles, was Sie mit sich abzuhandeln haben, worüber Sie mit den Zähnen knirschen könnten, das eben sind die Felsbrocken, die Sie anderen präsentieren.

Hauchen Sie Ihre Illusion hinweg, die anderen hätten ganz ergriffen meditierend auf Ihren Pfaden gewandelt. Die haben nur die Zeit für ein Nickerchen genutzt.

Es ist Ihr Weg, und wenn Sie noch so viele Cassetten besprochen und leere Bücherseiten gefüllt haben.

Sie hängen noch immer an irgendwelchen Grüppchen und Gruppierungen. Wann wollen Sie endliche Ihre postnatale und postpubertäre Nabelschnur kappen? Oder sitzen Sie noch immer in der Gebärmutter, wo es so schön warm und dunkel ist?

Kommen Sie heraus! Die Welt wartet auf Sie. Zwar nicht mit offenen Armen. Aber Sie können sich ja um die Welt verdient machen.

Sie haben doch wohl nicht die Esoterische Partei gewählt? Zum Glück sind die an der Fünf-Prozent-Hürde gescheitert. Die Grünen sollen da noch wesentlich toleranter sein!

So langsam schwillt Ihnen ein Chakra an. Egal, welches!

Sie fühlen sich in Ihrer Ernsthaftigkeit auf die Schippe genommen:

Wenn ich mir die Anzeigen der einschlägigen Zeitschriften so ansehe, so stellt sich mir die bescheidene Frage:

Was müssen das alles für erfahrene, lebensgeprüfte Typen sein, die nach der Absolvierung eines Crash-Kurses,womöglich noch mit Diplom als summa-cum-laude-Surrogat als Lebensberater und Eso-Helfer auf die Menschheit losgelassen werden. Liebe(r) Leser(in), sollten Sie sich zufällig auf diese Zeilen verirrt haben, so lassen Sie mal Ihre Neugier durch die eben erwähnten Anzeigen spazieren gehen.

Nein, mit den Zähnen knirschen werden Sie nicht, aber aus dem Kopfschütteln werden Sie kaum herauskommen.

Zum Schluß verrate ich Ihnen noch eine Übung, die Sie überall durchführen können.

Pressen Sie Ihre Zähne fest aufeinander, so vier, fünf Sekunden. Dann trennen Sie die Zahnreihen wieder.

Sehen Sie, so schön kann Loslassen sein!

Sie sind Rohköstler(in)

Legen Sie beim Lesen erst einmal die Mohrrübe aus der Hand.

Die gelbe Farbe tut dem neuen Buch nicht gut. Und falls Sie es sich von Freunden ausgeliehen haben, so sollten Sie es unbeschmutzt zurückbringen. Sonst leiht Ihnen keiner mehr etwas, schon gar nicht so etwas Intimes wie ein Buch.

Ein Buch ist immerhin ein Seelenspiegel des Käufers.

Aber nun direkt zu Ihnen. Im Grunde bräuchten Sie dieses Werk nur zu lesen, um Ihr Wissen über andere zu komplettieren.

Kaum denkbar, daß Sie knirschen!

Sie packen die Dinge in ihrer urwüchsigen Ursprünglichkeit an, so wie die Natur sie hat wachsen lassen oder die Bauern sie geerntet haben. Vielleicht haben Sie sogar ein kleines Biogärtchen hinterm Haus.

Jede Mahlzeit bei Ihnen ist ein archaisches Inferno für sensible Ohren. Krachend verschwinden die Möhren, Stück für Stück im zermahlenden Schlund, mit ebensolchem Getöse folgen Nüsse und Mandeln.

Sie bemühen die Zähne oder das, was die Zahnärzte daraus gemacht haben, noch für ihren eigentlichen Zweck.

Nichts ist zu roh, um Sie vom Zupacken abzuhalten und Sie bei der Auseinandersetzung mit den harten Dingen der Welt zu bremsen, auch wenn´s mal sandig zwischen den Zähnen knirscht?

Keine Sorge. Sand stammt aus den vom Zahn der Zeit kleingeriebenen „Felsentrümmern“ dieser Erde.

Wo andere an den Problemen dieser Welt ganz schön zu kauen haben, haben Sie für sich eine bequeme Lösung gefunden. Sie lassen einfach die Natur und die Zeit für sich arbeiten. Das bißchen Sand dient letztendlich der Feinabstimmung Ihrer Zahnreihen.

Lesen Sie auch die anderen Kapitel, man lernt nie aus.

Und nun lassen Sie sich Ihren Kohlrabi schmecken, den Sie schon dauernd in Ihrer linken Hand drehen.

Sie sind zahnlos

Dann zählt dieses Buch für Sie zu der Rubrik Nostalgie-Lektüre. Da war doch mal was!

Können Sie sich noch erinnern?

Wie kommt es überhaupt, daß Sie in Ihren Jahren die eigenen Beißerchen frei- oder unfreiwillig geopfert haben?

Sie haben doch die Mitte des Lebens so gerade eben erst passiert.

Ich ahne schon , was Sie jetzt vorbringen werden.

Da gab es einmal so einen bösen Zahnarzt. Ohne Sie groß zu fragen, behauptete er, dieser Zahn müsse raus. Schon hatte er die Zange in der Hand und ehe Sie sich versahen, waren Sie den Zahn los.

Aus der zeitlichen Distanz sind Sie heute verklärt der Ansicht: Es hätte gar nicht sein müssen!

Und so fing eben alles an.

Angeblich hatten die anderen Zähne keinen Halt mehr, weil der eine ja fehlte. Die Zähne wurden locker. Eine Parodontose-Behandlung, die Sie heroisch durchstanden, brachte zumindest Ihnen nichts.

Einige unangenehme Episoden mit Kronen und Brücken tauchen aus Ihrer Erinnerung auf, Geld hat´s gekostet und die Krankenkasse wollte nicht usw. usw.

Irgendwann verabschiedete sich der letzte der Mohikaner, nachdem er am Marterpfahl der Zeit einiges erduldet hatte. Es war an einem Sonntag, vor Schmerzen mußten Sie sogar auf den gewohnten Kirchgang verzichten. Der Notdienst half Ihnen mit der Zange. Eines haben Sie sich aber über die vielen Jahre hinweg bewahrt: Ihre Leidenschaft für Süßigkeiten, vor allem für Zartbitterschokolade. In ihrem Wohnzimmerschrank, hinter der geblümten Kaffeekanne von Villeroy & Boch, haben Sie sich ein Depot angelegt. Für den Notfall.

Sie meinen, das hätte überhaupt nichts mit Ihrer Zahnlosigkeit zu tun. Das sei stets Balsam für Ihre Seele gewesen, und die sei ja nun mal von größerer Wichtigkeit als so ein Zahn. Wie man es nimmt und wie man es sieht!

Dafür bleiben Ihnen so manche Entgleisungen Ihrer zahnbewaffneten Mitmenschen erspart.

Das Knirschen macht so keine rechte Freude mehr. Sie müssen sich also ein anderes Organ für die Abarbeitung interner Probleme suchen.

Ihr Partner ist zudem vor manchen Attacken geschützt, denn mit Totalprothesen gibt es keinen Lustbiß mehr.

Selbst dann nicht, wenn Sie sich eines der Drei-, Vier- oder Fünf-Phasen-Reinigers bedienen.

Unter uns gesagt: Für manchen Menschen ist ein Mund ohne eigene Zähne um ein Vielfaches besser als eine Ballung von Zahnbereichen, die tot im Entrée des großen Speise- und Verdauungszimmers herumstehen und womöglich noch mit goldenen Mausoleen geschmückt sind.

Nun wünsche ich Ihnen beim Essen guten Appetit.

Lassen Sie sich Zeit, kauen Sie alles gründlich.

Gut Ding will Weile haben.

Sie sind Börsenspekulant(in)

Diesmal habe ich das Anhängsel (in) nur zögernd hinzugefügt. Meistens sind es doch die Männer, die sich dem Nervenkitzel hingeben.

Sie werden sich fragen, warum diese Spezies Mensch im Anschluß an die Zahnlosigkeit kommt.

Ganz zufällig, es hat keine Bedeutung.

Da sitzen Sie also morgens am Frühstückstisch, haben das Blatt aufgeschlagen, hinter dem sich oft ein kluger Kopf verbergen soll, und studieren zwischen dem Schluck aus der Kaffeetasse (magenfreundlich) und dem Biß ins Marmeladenbrötchen die Aktienkurse.

Die bessere Ehehälfte hat sich an den tristen Anblick des Wirtschaftsteils gewöhnt und studiert derweil resignierend die Klatschkolumne einer Wochenpostille. So bleibt ihr das Muskelspiel in Ihrem Gesicht verborgen.

Hätten Sie doch nicht auf diesen unfähigen Anlageberater gehört, schießt es Ihnen durch den Kopf . Und den Dollarkurs hat er auch falsch prognostiziert! Am besten man macht alles allein. Sie schütten grimmig einen großen Schluck Kaffee (magenfreundlich) in den aufkeimenden Groll hinein.

Wenn Sie sich jetzt sehen könnten. Die Muskeln an Schläfen und Kiefer spannen und lockern sich, wie von einem Blasebalg bewegt. Etwas entnervt knüllen Sie die Zeitung neben das Frühstücksei. Ihre Frau, gerade in die dreißigste Frauenaffäre von Präsident Clinton vertieft, blickt erschrocken auf. „Stimmt etwas nicht mit den Aktienkursen?" so lautet ihre besorgte Frage.

Ich verlasse Sie jetzt bei Ihrem Morgenstreß.

Wenn Sie schon Ihren Ärger an Ihren Zähnen abreagieren, dann geben Sie wenigstens das Rauchen auf. Der Teer lagert sich bevorzugt in die abgewetzten Flächen Ihrer Schneidezähne und verleiht Ihnen den „Haut goût" und die Patina des Abgestandenseins.

Da helfen Ihnen auch Ihre dunkel getönten Haare und der Gang ins Sonnenstudio nicht viel!

Sie sind Buchhändler(in)

Ihnen unterstelle ich natürlich, das ganze Buch gelesen und nicht nur so schnell durchgeblättert zu haben.

Wie wollen Sie sonst Ihre Kunden auf solch ungewöhnlich-wichtige Themenbereiche lenken?

Sie wissen doch, der unentschlossene Käufer gibt viel auf das Urteil eines belesenen Händlers.

Und während Sie gerade dabei sind, einem hartnäckigen Kunden die Notwendigkeit nahezubringen, dieses Buch als absolutes Muß im Bücherschrank zu haben, sehen Sie in der Ecke mit der erotischen Literatur zum werweißwievielten Male den alten Schmitz stehen, um sich im Rentnerdasein bei Ihnen innerlich und äußerlich aufzuwärmen.

Tolerant wie Sie sind (Sie haben ja aus den Büchern über Lebensführung einiges entnommen und behalten), würden Sie das noch hinnehmen. Aber daß der Kerl immer mit dem angefeuchteten Zeigefinger umblättert, so wie er es dereinst als Buchhalter zu tun pflegte, das geht Ihnen doch gegen den Pappdeckel.

Leider oder Gottseidank ist der Laden voll. So müssen Sie Ihre ganze Kunst der leisen, aber deutlichen Ermahnung aufbieten, um den alten Visualerotiker in die Abteilung Gerontologie oder Gesunde Kost im Alter abzudrängen. Geschafft!

Aber heute ist nicht Ihr Tag. Da naht schon wieder einmal jene aufdringliche Mittvierzigerin mit der hohen keifigen Stimme, die mit ihrer Lautstärke den gesamten Laden wie mit Salzsäure durchzieht.

Wenn Sie doch nur die Namen der Autoren einigermaßen richtig aussprechen oder betonen würde.

So durchzuckt es sie jedesmal wie ein Elektroschock.

Aber bleiben Sie cool!

Sie wissen doch: Nach jedem literarischen Quartett im Fernsehen taucht sie bei Ihnen auf, um literarische Dekoration für ihre Stilmöbel zu erstehen.

Was die Leute mit Ihren Büchern letztendlich anstellen, sollte für Sie doch kein Grund zum Zähneknirschen sein.

Eine volle Ladenkasse ist der beste Antistreß-Faktor!

Sie sind Zahnarzt (ärztin)

Na endlich. Ein Fachmann, wie ich annehme.

Was macht man denn so beim Zähneknirschen, dieser

Selbstzerstörungswut, dem dentalen Harakiri?

Sie werden etwas verlegen? Hat Ihnen denn der Lehrkörper der Universität kein Rezept für diese Krankheit (oder ist es gar keine?) auf den Berufsweg gegeben? Eine Knirscher-Schiene, wenden Sie ein. Und sonst nichts?

Sie sind der gesuchte Käufer und hoffentlich auch Leser.

Denn dieses Buch gibt Ihnen vielleicht noch einige neue Einblicke in ein altes Thema. Eine Schiene, wie Sie heute querfeldein den Patienten routinemäßig verpaßt wird, ist leider ein viel zu unkritischer, auf wenige Gesichtspunkte reduzierter Denkansatz.

Denn allein aus dieser Schiene resultieren immens viele Folgefragen, die wie ein tropischer Regenguß über uns hängen.

Wie lange ist die Schiene zu tragen? Nur nachts oder auch am Tag? Welche Lage sollte der Unterkiefer einnehmen?

In welchen Kiefer überhaupt kommt sie hinein (zum Glück gibt es nur zwei)?

Welches Material?

Wie dick?

Und, und, und...

Die wenigsten zerbrechen sich den Kopf darüber. Dementsprechend liegen auch unglaublich viele dieser Plastikbehelfe in irgendwelchen Toiletten-Schränken oder werden nur zu bestimmten Feiertagen und sonstigen Anlässen wie Jahresanfang wieder ans Licht geholt und wieder in den Mund gesetzt. Motto: Neue (alte)

Grundsätze für ein neues Jahr! Fragen Sie einmal Ihre Mitarbeiterin(nen), wie Sie bei angestrengter Tätigkeit Ihre Gesichtsmuskulatur strapazieren, so beim Amalgam-Entfernen oder beim vertrackten Entfernen eines verlagerten Weisheitszahnes, der nach zweistündiger Operation noch immer auf sein Asylrecht im Kiefer pocht.

Die Antistreß-Schiene für Zahnärzte, falls im Rahmen der Gesundheitsreform die Umsätze zurückgehen, worauf Sie Ihre Aversionen gegen die schwarze Gesundheitsreform abreagieren können, gibt es noch nicht.

Wie könnte sie aussehen?

Glasklar, damit Sie noch den Durchblick für das komplexe Geschehen behalten.

Ein paar rote Punkte, aus Ärger über die falschen Kreuze bei der letzten Wahl.

Ein paar Goldsplitter. Sie sind ja nicht irgendein beliebiger Kassenpatient und außerdem: Man gönnt sich ja sonst nichts.

Vielleicht noch ein paar Zacken an der Seite. Damit Sie immer wieder schmerzlich in den Chor der Klagenden einstimmen können, daß die Zeiten wahrlich nicht so rosig sind.

Genug der spekulativen Plauderei. Frisch ans Werk.

Bevor Sie Ihre eigenen Zähne abwetzen, nehmen Sie lieber den Knirsch-Ersatz. Vor übermäßiger Abnützung muß ich Sie allerdings leise warnen. Der Kunststoff von heute ist auch nicht mehr das, was er früher einmal war.

Wenn man sich schon nicht über das Knirschen abreagieren kann, dann bleibt einem nichts anderes übrig, als sich die Haare zu raufen. Oder die Nägel abzukauen. Auch Dermatologen und Psychologen brauchen ihre Daseinsberechtigung!

Sie sind Hausfrau und Mutter

Diese Kombination liegt mir besonders am Herzen, denn sie sind die wahren Heldinnen unserer Nation.

Denn sie und niemand anderes sorgt dafür, daß eine Generation nachwächst, um unsere Altersversorgung zu garantieren und Deutschland nicht vergreisen zu lassen. Die Alterspyramide wird erschreckend kopflastig. Schon die altägyptischen Statiker hätten so etwas äußerst ängstlich betrachtet.

Ich hoffe, Sie finden in einer ruhigen Stunde, wenn die Kinder im Bett sind und der Ehemann wieder einmal eine nicht zu vermeidende Abendbesprechung mit wichtigen (das sagt er immer!) Leuten hat, die Muße, sich durch das Buch hindurchzuarbeiten.

Anders als die antiken Amazonen, die im Kampf gegen den Mann (und manchmal auch untereinander) ihr wahres Lebenselixier sahen, ruht auf Ihren schmalen Schultern eine Aufgabe, die selbst den berühmten Sisyphos nicht hätte härter treffen können.

Wenn Sie nicht manchmal aus der Haut fahren möchten, wenn der Älteste zum drittenmal trotz Nachhilfeunterricht eine Fünf in Mathematik geschrieben hat und die Jüngste den Hausschlüssel in den Kellerschacht hat fallen lassen – wer dann?

Hoffentlich haben Sie einen guten Zahnarzt, der Ihnen gescheite Füllungen und Kronen eingesetzt hat, damit Sie Ihren Frust nicht auch noch knirschend auf den Zähnen austoben müssen.

Wie ungerecht doch diese Welt ist!

Die Sekretärin Ihres Mannes, diese widerliche Frau Schulze-Hartleben, zweimal geschieden ist sie schon, hat offenbar den ganzen Tag nichts Besseres zu tun, als mit hochhackigen Schuhen, Escada-Kostümen und Jil-Sander-Parfüm Ihrem Mann den Kopf zu verdrehen. Und vor Empfängnis hat die sich immer gehütet.

Trösten Sie sich.

Diese Singles und Yuppies in ihrer Bindungslosigkeit oder Angst vor der Bindung haben auch ihr Los zu tragen.

Wie kann man als Hausfrau und/oder Mutter seinen Frust abreagieren?

Die Kinder anbrüllen?

Das verschafft zwar erst mal Luft, doch dann kommt der Zwist in der Mutterbrust, genährt durch dreimalkluge Artikelschreiberinnen in psychologischen Kolumnen deutscher Gazetten. Die Lautstärke könnte den Kindern schaden, ihren zarten Ohren wehtun, obwohl das bis zur Schmerzgrenze aufgedrehte Kofferradio oder der abendliche Discogang ihnen nichts anzuhaben scheinen.

Streit mit den Nachbarn vom Zaun brechen?

Dann ist man als unleidlich und zänkisch verschrien.

Den Punchingball Ihres Mannes im Keller bearbeiten? Macht Ihnen keinen Spaß.

Frauenfußball? Kampfsport? und, und?

Ich möchte Ihnen ein ganz altes Hausrezept deutscher Ehefrauen verraten, das von Generation zu Generation weitergegeben wurde und heute – leider – durch die falsche Apostrophierung „Spießigkeit“ außer Mode gekommen ist.

Können Sie nachempfinden, warum so viele Kissen auf deutschen Sofas, Chaiselonguen, Ottomanen und Diwans herumlagen? Nein?

Hatten die Ehefrauen unserer Altvorderen bis nahezu in die späten Achtziger Jahre das unstillbare Verlangen, sich unterdrückte Emotionen vom Leib zu schaffen, dann gingen sie zu all ihren Kissen und hieben mit kräftigem Karateschlag auf die obere Mitte dieser Kopf- oder Steißunterlage.

Der entstehende Knick war so recht befreiend. Dreimal im Uhrzeigersinn durch die Wohnung und sämtliche Zornesanwandlungen waren verflogen.

Sie glauben´s nicht?

Machen Sie es nach!

Sie schonen mit solch einfachen Hausmitteln Ihre Zähne.

Sie sind Buchkritiker(in)

Verzeihen Sie, wenn ich Sie nicht als Literaturkritiker anrede. Ich erlaube mir einige feine Nuancierungen. Das Wort Rezensent vermeide ich tunlichst, seitdem Goethe sich in einer aufgebracht-schwachen Stunde derart martialisch-abfällig über diese Sonderform des Homo erectus äußerte.

Sie liegen mir besonders am Herzen. Steht es doch in Ihrer Macht, die Mühen vieler, vieler Stunden und nachfolgender Korrekturen mit ihren Möglichkeiten zwar nicht materiell , aber doch verbal zu zerreißen. Das beeinträchtigt den Umsatz und hält labile Charaktere, die stets einen Vordenker und Vorkoster nötig haben, vom Kauf ab.

Am liebsten wäre es mir, Sie hätten das Buch überhaupt nicht in die Hände, respektive vor Ihr geistiges Auge bekommen.

Es ist aber geschehen. Bedenken Sie bei all Ihrer berufsbedingten notwendigen Kritik nur eines: Bücher sind zuvorderst für den Leser, den Endverbraucher geschrieben, nie für Kritiker.

Kritiker sind eine selbsternannte, von Zeitschriften honorierte Zunft, die sich als Selektor, als Brennglas, als Nahtstelle zwischen Autor/Verlag und Leserschaft verstehen.

Sieht man einmal vom typischen deutschen Bildungsbürgertum ab, dessen Hauptintention darin liegt, mehr oder weniger einen höheren Sinn in allem zu suchen (und meist nicht zu finden), um damit ernsthaft-humorlos die Um- und Mitwelt zum Gähnen zu provozieren, so dient Literatur der Unterhaltung des Menschen, und um seinem Alltag möglichst einige fröhliche Etiketten anzuheften.

Kishon und Eugen Roth haben ihren Mitmenschen mit Abstand mehr gegeben als Horxheimer und Adorno.

Könnte es sein, verzeihen Sie, daß auch Sie mit den Zähnen arbeiten?

Weil gerade ihr Erstlingswerk, das Sie nach langem Anlauf in die Welt entlassen haben, von böswilligen Mitgliedern Ihrer Zunft verrissen wurde?

Springen Sie daher über Ihren Schatten und legen Sie die Meßlatte nicht künstlich allzu hoch. Sie könnten sonst verhindern, daß irgendein vom „Zahnstreß" geplagter Mitbürger die Gelegenheit erhält, sein Problem aus einer anderen Perspektive anzuschauen.

Danke.

Sie sind (Voll)Bart-Träger

Entgegen landläufigen Unterschiedsmerkmalen möchte ich diesen Typus anders differenzieren.

Es gibt die Kompensierer und die Nicht-Kompensierer.

Die erste Spezies möchte, ganz dezent versteht sich, darauf hinweisen, daß die entschwundene Haaresfülle zwar einen breiten Scheitel hinterlassen hat, jedoch nur etwas nach unten, der Schwerkraft folgend, eine neue Prunkstätte gefunden hat.

Dafür haben Sie den großen Vorteil, mehr Sonnenbräune zeigen zu können. Selbst aus der Vogelperspektive ist Mallorca oder vierzehn Tage Gran Canaria nicht zu übersehen.

Die zweite Gruppe schaut nur mit einem schmalen Bereich, ähnlich einer verschleierten Orientalin, aus der

Lockenpracht hervor. Dieser Look erinnert ein wenig an gesunde Lebensführung, Vollwertkost, Bioläden, Bundeswehr- und Atomkraftwerkgegner.

Die Birkenstock-Latschen sollten nach Möglichkeit nicht fehlen und auch an Ihrer Kleidung hätte ein australischer Wollschafzüchter seine helle Freude. Alles Natur!

Die Original-Jute-Einkaufstasche gibt dem ganzen noch den richtigen Sahnetupfer.

In einer Zeit, in der Elektrorasierer zum normalen Haushalt gehören und, wenn man der Reklame Glauben schenken darf, die edelstahlgehärteten Konturenklingen ein Männermorgengesicht in einen zarten Kinderpopo verwandeln, gibt es keine Rasierverweigerungsgründe mehr.

Oder doch?

Sollte die These richtig sein: Je größer der Bart, desto mehr will sein Träger verbergen.

Die Falten, das Muskelzucken, die Mimik, vielleicht sogar die Pickelnarben der Pubertät. Selbst das Kaumuskelspiel beim aufgeregten Zähneknirschen entzieht sich weitest der Wahrnehmung.

Soviel zu den Vollbärtigen.

Ihnen zur Seite steht die Gattung der Partialbartträger.

Da gibt es den perioralen Bärtigen, im Volksmund auch Klobrillen-Bart oder Spaghetti-Fänger genannt. Die Motivation für dieses Circum-ferent-Gebilde liegt ein wenig im Dunkeln. Meines Wissens ist bislang noch keine Psychologie des Bartträgers in Druck gegangen.

So lassen Sie mich dem impulsiven Roß der Phantasie ganz vorsichtig die Sporen geben.

Soll der Mund, der immerhin ein gerüttelt Maß an Boshaftigkeit von sich geben kann, martialisch untermalt werden? Wollen Sie Ihrem Gesicht mehr Ausdruckskraft verleihen?

Ist das Ganze ein visuelles Ablenkungsmanöver, um unschöne Zähne zu verbergen?

Um der Bärtigkeit nicht allzu viel Gewicht zu verleihen, sei Ihr Augenmerk nur noch auf zwei Variationen zum Thema Bart gerichtet.

Da wäre einmal der Oberlippenbart. Früher fand man ihn größtenteils als Zierde türkischer und arabischer Männer.

Inzwischen hat er auch bei uns in Deutschland seine Anhänger gefunden. Bei einer Kommentierung gerate ich jedoch ins Stocken, da ich seit rund zehn Jahren auch zu dieser Unterspezies der Bartträger gehöre.

Sie kennen doch das Gerücht von der Eigenblindheit – dahinter ziehe ich mich ganz verlegen zurück.

Als letztes wäre die wohl merkwürdigste Bartform zu erwähnen, den Kinnbart als ausschließliche Gesichtszierde, der zuweilen die Ähnlichkeit mit einem Ziegenbart gewinnen kann. Sie sind Mamas Liebling und wissen es nur nicht! Sie haben sich noch immer nicht aus dem übermächtigen Schatten ihrer Mutter gelöst.

Es ist aber Zeit, höchste Zeit!

Wann wollen Sie endlich einmal erwachsen werden?

Also denn, Zähne zusammen gepreßt, her mit dem Rasierer und ab mit dem Ding, dem Bart natürlich. Sie tragen nämlich die unsäglichste, die kläglichste aller Bartformen. – Jetzt gefallen Sie mir schon viel besser!

Sie sind Choleriker(in),

eine(r) von jenen katapultesken Typen, denen die Zornesader (welch treffsichere Volksbeobachtungsgabe!) schnell schwillt und die darob rot sehen. Kaum gereizt, schon sind Sie auf achtzig. Nur achtzig, werden Sie entgegnen, was fällt diesem Autor eigentlich ein, Begriffe aus einer betulichen Zeit zu wählen, in der Postkutschentempo bereits atemberaubend war. Wenn schon, dann mindestens einhundertachtzig!

Na gut, des lieben Friedens willen, konzediere ich Ihnen diesen Forderungswunsch, ehe Sie im aufwallenden Mißverstandensein das Buch an die Wand werfen.

Darf ich Ihnen eine bescheidene Frage stellen?

Wie halten Sie es eigentlich mit dem Knirschen?

Von diesen physisch-psychischen Selbstverstümmelungsmaßnahmen halten Sie gar nichts!?

Was gesagt werden muß, das muß gesagt werden. Und zwar deftig, deutlich, schneidend und unüberhörbar.

Das tut Ihnen gut! Wie ein Urschrei!

Haben Sie dabei auch an die anderen gedacht, die sich unter Ihrer Zornes-Suada ducken und ihre Köpfe einziehen? Stille macht sich breit, Ängstlichkeit durchwabert den Raum. Dschingis-Khan hat wieder zugeschlagen. Es fehlt Ihnen einfach ein Gegen-Choleriker – dann würden die Fetzen fliegen.

Nicht immer zu Ihrem Gaudi. Wohl aber zur still-heimlichen Freude der Beobachter. Die Gladiatoren stehen in der Arena, zum Kampfe bereit.

Doch nicht in coram publico wird der Daumen nach oben gerichtet oder gesenkt.

Das geschieht in den Hosen- und Jackentaschen der Umstehenden. Feiges Volk, werden Sie sagen. Am liebsten würden Sie denen das direkt ins Gesicht sagen.

Halt, halt, möchte ich Ihnen ins hoffentlich noch aufnahmefähige Gewissen reden. Hin und wieder kann es von Vorteil sein, im Leben einige Freunde zu haben.

Im übrigen emfehle ich Ihnen ein bewährtes homöopathisches Mittel – Nux vomica, die Brechnuß.

Das macht aus Ihnen zwar kein Lamm und schon gar keinen Friedensnobelpreisträger.

Ihre Mitmenschen aber, die könnten es unter Umständen als wohltuend empfinden.

Sie sind „Spiegel"-Leser(in)

Spiegel-Leser wissen mehr – Negatives!

Das rote Outfit des Blattes weist schon intensivst darauf hin:

Hier wird nicht liebevoll miteinander verkehrt, sondern mit harten Bandagen zur Sache gegangen.

Das Rot springt regelrecht ins Auge – und am Montag greifen Sie fast automatisch zu dem am Kiosk aufgestapelten Blatt.

Was mag wohl in den Köpfen der Redakteure vorgehen, die vorwiegend den Haken und Ösen der aktuellen

Weltgeschichte nachspüren und dabei total vergessen, daß diese Welt auch positive Seiten hat. Leider verkauft sich das nicht so gut.

Wahrscheinlich handeln die Schreiberlinge des Blattes nach der Devise: „Wenn ich schon so etwas wie Aggression in mir habe, dann nichts wie raus damit und wenn es mit Feder und Papier ist oder heute mit dem Laptop!

Dann bin ich sie los und meine Welt stimmt wieder – scheinbar

So mancher Politiker, so mancher Wirtschaftler, so mancher Sportler oder Künstler wird am Montag zornbebend ingrimmig die gegen ihn erhobenen Vorwürfe oder den über ihn ausgegossenen Spott zur Kenntnis genommen haben.

Es ist schon immer einfacher gewesen, das Sandkorn im Auge des anderen wahrzunehmen (und zu kritisieren) als den Stein im eigenen Auge.

Packt man es nur richtig an und hat das Glück der rechten Stunde zur Seite, so kann das Geschäft gar nicht schiefgehen. Es sei denn, die Leserschaft focus-siert sich auf andere, neuere Produkte ein.

Und Sie liebe(r) Leser(in) des Spiegels, der hinter vorgehaltener Hand oft hämisch über ein Elaborat dieser Wochenpostille gelacht hat, das einen Mitbewerber um Amt und Würden brachte, können nie sicher sein, daß Sie auch einmal zur Zielscheibe der Montags-Zyniker-Schreiberlinge werden.

Dann hilft wiederum nur eines:

Zähne zusammenbeißen, ohn-mächtig die Gesichtsmuskeln spielen lassen. Denn oft genug waren Sie der lachende Dritte.

Und last not least: Sie wissen ja, die Gegendarstellungen liest ohnehin kaum ein Mensch.

Sie sind Astrologe(in)

Dann sind Sie gewissermaßen etwas Besonderes, denn Sie haben mit Ihren Hilfsmitteln die Möglichkeiten, das aufzudecken, was den Einzelnen im Inneren zusammenhält oder ihn auseinanderdriften läßt.

Sogar die Anlage zum Knirschen sollte Ihnen nicht verborgen bleiben. Oder?

Die Schule, der Sie entstammen oder der Sie sich beigesellt haben, ist von untergeordneter Bedeutung. Nur die sogenannte Hamburger Schule mit den am Himmel umeinanderwirbelnden oder genauer: dahinzockelnden Konstruktionspunkten jenseits von Pluto erscheint ein wenig befremdlich.

Sie knirschen selbst mit den Zähnen.

Ja, dann riskieren Sie doch mal einen Blick in Ihr eigenes Geburtsbild.

Ist da vielleicht ein harter Aspekt zwischen dem Mars, dem aggressiv-dynamischen Seelenanteil in Ihrem Sternenrund und dem Saturn, dem beharrenden, strukturverhafteten einschränkenden Wandelsternprinzip.

Ist es ein Quadrat?

Oder stehen sich die beiden ein Leben lang oppositionell gegenüber? Im ununterbrochenen Wechselspiel, zwischen einem trotzigen „Ich will aber“ und dem erhobenen Zeigefinger „Man macht / soll nicht!“ Hat Ihnen die unergründliche Boshaftigkeit des Schicksals den Mars gerade dahin positioniert, wo er sich am wenigsten entfalten kann, nämlich unter die strenge Herrschaft des Steinbocks.

Dann geht es Ihnen wie dem kleinen Lausbuben, der etwas ausfressen möchte, aber doch vor der Autorität des Vaters zurückschreckt.

Auf einer anderen Ebene geht es Ihnen vielleicht ebenso.

Wenn dem eigenen Tatendrang (Mars) die Zügel (Saturn) auferlegt werden, dann bleibt unter anderem die Möglichkeit, es an den Zähnen auszutoben.

Es sei denn, Sie ziehen es vor, mit der marsischen Axt das saturnin-feste Holz in Ihrer Freizeit zu bearbeiten. Davon bekommen Sie Schwielen?

Dann also doch lieber die Zähne! Gut Schmelz!

Sie sind Lehrer(in)

Kein leichter Beruf mehr, fürwahr! Besonders an den höheren Schulen und Gymnasien. Ihre Rechte werden immer weiter eingeschränkt. So manchmal, wenn Sie das große Lineal irgendeinem hoffnungsvollen Nachwuchs um die Ohren schlagen oder die Vase mit den von Ihnen mitgebrachten Blumen in die Unruheecke hinten links schleudern möchten – dann müssen Sie cool bleiben, auch wenn Ihnen nicht danach zumute ist.

Wie hatten es die Lehrer in der guten alten Zeit, die sich bis in die Nachkriegszeit erstreckte, doch leicht. Der Rohrstock galt als Autoritätssignal. Welch eine seelische Befreiung für den Lehrer, wenn der Delinquent die wohlverdiente Tracht mit zusammengebissenen Zähnen auf seinen Platz trug!

Kein Wunder, daß Sie Ihre tagtäglich geschürten Aggressionen anderweitig abfließen lassen.

Zweifelsfrei ist das der Grund für Ihren Griff zu diesem Buch. Denn Sie ertappen sich oft beim Zähneknirschen und manchmal haben Sie morgens das Gefühl, einen Kaumuskelkater zu haben.

Vielfach weist der Ehepartner, oder sagen wir in diesen Zeiten der angestrebten Unverbindlichkeit besser Lebenspartner, auf das Muskelspiel seitlich am Kiefer hin, besonders, wenn Streß-Situationen im Spiel sind.

Wie können Sie nun Ihren Frust/Streß/Ärger in die rechte Bahn kanalisieren?

Es sind ja nicht nur die Schüler und Schülerinnen!

Die Eltern, die bei der Erziehung ihrer eigenen Nachkömmlinge versagt und nie Zeit für sie hatten, weil es offenbar stets Wichtigeres zu erledigen gab – diese (Raben)-Eltern erwarten nunmehr von Ihnen, die eigenen Versäumnisse wieder wettzumachen.

Und zu guter Letzt das Nachbarehepaar von schräg gegenüber. Ihnen könnte jedesmal die Galle überlaufen, wenn diese unausstehliche Frau Huber sich hinterhältig-mißgünstig erdreistet, zum zigsten Male die dümmliche Frage zu stellen: „Ach, haben Sie schon wieder Ferien?"

Es gibt – leider – kein Allheilmittel gegen derart gehäufte Anlässe zum Zähneknirschen. Den einzigen Tip, – zugegeben, er ist nicht eben geistreich – den ich Ihnen vermitteln kann, wäre:

Legen Sie sich eine lebensgroße Puppe zu, gleichgültig, ob sie nach Mann oder Frau aussieht und ungefähr zwanzig Namensschilder (das sollte im Grunde reichen).

Je nach Ärgernis hängen Sie der Puppe das entsprechende Namensschild um und auf geht´s. Ob mit der Faust oder mit der Rute – das liegt an Ihnen. Die erleichternde Wirkung wird noch gesteigert, wenn Ihr Tun durch Schreie oder sonstige verbale Ausfälle begleitet wird.

Sollte Ihr Lebenspartner oder sonst ein Familienmitglied etwas befremdet die Stirn runzeln, so geben Sie einfach vor, eine neue asiatische Kampfkunst einzustudieren. Das wird heute allgemein als Schritt persönlicher Fortentwicklung akzeptiert und toleriert.

Sie sind Gewerkschaftsfunktionär(in)

Knirschen Sie ruhig vorher noch einmal richtig, bevor Sie diese Zeilen lesen.

Sie sind in keiner beneidenswerten Situation, denn aus der Notwendigkeit des 19. Jahrhunderts heraus geboren, geraten Sie zusehends in die Gefahr, im Museum der Geschichte unter der Abteilung Fossilien abgestellt zu werden. Aber wie jede Institution um ihre Daseinsberechtigung kämpft und nur zögerlich alte Erbhöfe aufgibt, so müssen auch Sie immer wieder auf Ihre Notwendigkeit pochen, indem Sie Jahr für Jahr höhere Löhne und Gehälter fordern, teilweise wahrscheinlich gegen Ihre innere Einsicht.

Die drastisch zurückgehenden Mitgliederzahlen beweisen, daß man entweder die Beiträge sparen will, Ihre Anwesenheit nicht mehr für erforderlich hält oder sich ohne Sie vernünftig einigt.

Manager kleinerer Unternehmen klagen häufig über Zeitvergeudung durch Verhandlungen mit einem Betriebsrat, der seine Notwendigkeit unter Beweis stellen möchte.

Aber es gibt unter Ihren Kollegen genügend kluge Köpfe, die Ideen und Visionen haben und nicht nur am Althergebrachten kleben.

Ein Anschluß an derartige Gruppierungen könnte mit Sicherheit auch Ihnen dabei helfen, das frustrierende Zähneknirschen zu überwinden und aktives Neuland zu beschreiten.

Lesen Sie bitte als Ausgleich auch die Kolumne über Arbeitgeber.

Sie sind Arbeitgeber(in)

Sie gehören, wie Sie meinen, zu jener Zunft, die unser Land und seine Wirtschaft nach vorn bringen.

Ohne Sie geht es einfach nicht, ohne Sie läuft nichts, kein Ressort, in das Sie nicht hineinfunken.

Mit einem Ohr, wenn nicht mit beiden, sind Sie immer dabei, was um Sie herum passiert.

Fünf Sekretärinnen in drei Jahren – ein deutlicher Hinweis: So leicht macht es Ihnen keine recht.

Sie neigen etwas zur Fülle, Ihr Lachen ist etwas zu laut und jovial.

Der ständige Streß, das Pseudo-Gefühl, immer und überall präsent sein zu müssen, hat auf Ihren Zähnen bereits gravierende Spuren hinterlassen. Die Kontur der oberen und unteren Frontzähne ist wie eine Linie von rechts bis links (und umgekehrt). Auch die hinteren Zähne sehen aus, als hätte sie jemand mit Sandpapier glatt geschliffen. Die Kiefermuskeln sehen beidseits stark geschwollen aus.

Die meisten Zähne sind jedoch noch fest – ein Zeichen, daß Ihr Selbstbewußtsein nicht unerheblich ist.

Die Zeit, dieses Buch in seiner Gänze zu lesen, werden Sie kaum finden.

Es sei denn, Sie delegieren etwas an Ihre Mitarbeiter.

Aber wir, mein Verleger und ich, danken Ihnen für den Kauf dieses Buches.

Die Wirtschaft, auch die literarische, lebt von Leuten wie Ihnen.

Sie sind Cabrio-Fahrer(in)

Es mag wunderlich klingen, einer Spezies der Autofahrer-Gilde in diesem Buch ein eigenes Kapitel zu widmen.

Laut Statistik sind im Jahre 1993 rund 70.000 Cabrios

neu zugelassen worden. Rechnet man den Altbestand hinzu, so ergibt sich ein erkleckliches Quantum – Grund genug, diese Oben-ohne-Truppe in einem Knirscher-Brevier zu erwähnen.

Man kann die Cabrio-Gemeinde grob in zwei Untergruppen einteilen.

Zur ersten gehören jene Flanier-Typen, denen das Gesehen-werden wichtiger ist als das Sehen. Betont langsam schleichen Sie die Straßen entlang, die gerade „in" sind, von Sylt bis nach Schwabing. Damit niemand sie übersieht, drehen sie gleich mehrere Runden. „Mega-in" gehört das Handy dazu, um die eigene Wichtigkeit und die Kommunikationspotenz zu unterstreichen.

Für die Abteilung Zähne-Pressen ist die zweite Gruppierung wichtig, die bei jedem kleinsten Sonnenstrahl das Verdeck herunterläßt. Es sind jene wetterharten Typen, die wohl davon besessen sind, daß sich das teure Stück auch als solches amortisieren muß, und so fahren sie dann, vom Fahrtwind gebeutelt, heldenhaft, stählern bereits oder noch zu Jahreszeiten in denen ein normaler Autofahrer nicht einmal das Schiebedach vor Kälte öffnen würde.

Gelobt sei, was hart macht. Zähne zusammen und Verdeck nach unten.

Die späteren Arztrechnungen für Hals- und Bronchialkatarrhe zahlt ja die Solidargemeinschaft der übrigen Autofahrer in ihren Hard-Cover-Blechkisten mit!

Sie sind Fast-Food-Liebhaber(in)

In gebührendem Abstand zum Rohköstler, der mit echter oder gespielter Verachtung an den Stätten Ihrer Abfütterung vorbeigeht, möchte ich Sie in diesem Buch zu Worte kommen lassen.

In Ihrem Pappdeckel-Kunststoffbecher-Milieu ist alles auf Schnelligkeit angelegt.

Schnell gemacht, schnell gegessen – die Welt kann nur gedeihen, wenn der Umsatz stimmt.

Wenn Ihr Antipode genüßlich eine einzige Möhre angeknabbert hat, ist Ihr Express-Burger schon längst im Magenausgang in Richtung Dünndarm unterwegs.

Das Alibi-Salatblatt zwischen den beiden hellen Hälften (mit Brötchen/Semmeln/Rundstücken – je nach deutschem Gau – sollen die etwas gemein haben!) deckt sicher nur einen Bruchteil Ihres Tagesvitaminbedarfs.

Wozu hat Ihnen die Natur überhaupt so etwas wie Zähne gegeben? Für Ihren Bedarf täte es auch das Zerdrücken zwischen zwei zahnlosen Kiefern.

Das braune Getränk, das Sie dem Big Mac hinterherschütten, brauchen Sie doch auch nicht zu kauen.

Vermutlich brauchen Sie Ihre Zähne einzig und allein für die Abreaktion des selbstgewählten Stresses. Sie glauben doch nicht allen Ernstes, daß Sie bei Ihren Fahrten in Ihrem Kleinwagen mit aufgedrehter Stereo-Anlage – man hört die Musik bereits, bevor man das Auto sieht – Ihrem Nervenkostüm Streicheleinheiten verpassen.

Auch der Disco-Besuch von gestern abend, von Super-Boxen beschallt, von Lichtblitzen umflort, muß noch irgendwie nachgearbeitet werden. Ehe Sie also auf offener Straße Randale machen, um Ihre Aggressionen zu entladen, nehmen Sie lieber die eigenen Zähne. Sonst haben die bei Ihnen gar keine Daseinsberechtigung. Nehmen Sie die Worte nicht gar so tragisch, denn natürlich gibt es unter Ihrer Spezies auch eine Unzahl sanfter Lämmer.

Sie sind Politik(er)-verdrossen!

Dann befinden Sie sich in einer großen Gemeinschaft. Es ist schon zum Zähneknirschen, wie unverschämt und ungerührt Politiker aller Gattungen, ob rot, schwarz, grün oder blau-gelb, ob Kommunal-, Landes- oder Bundespolitiker in Ihre und unsere Taschen hineingreifen. Und was noch viel schlimmer ist, wie gedankenlos und unkritisch es geradezu verschleudert wird. Politiker müßten für bis zu achtzig Prozent ihres Gehaltes und ihrer Diäten haftbar gemacht werden können. Für alle Fehlentscheidungen, die wider besseres Gewissen und ausschließlich aus parteitaktischem Kalkül heraus erfolgt sind.

Die Finanzhaushalte von der kleinsten Gemeinde bis zur gesamten Republik wären sehr schnell wieder im Lot.

Zudem gilt der Grundsatz: Nicht selbst verdientes Geld gibt sich immer leichter aus als selbst erarbeitetes.

Diese Zeilen schreibe ich zu einem Zeitpunkt, als die große Hitzewelle des Sommes 1994 über uns hinweggrollt.

Was liest man in den Gazetten? In Bonner Ministerien wird hitzefrei gegeben! Es ist kaum faßbar! Als ob man auch bei höheren Temperaturen nicht einen klaren Kopf bewahren könnte. Dann dürfte ja in den heißen Ländern kein Mensch mehr arbeiten!

Wie zu Pennäler-Zeiten, als ständig jemand abkommandiert war, den Blick aufs Thermometer zu werfen, um die Aussicht auf einen früheren Schulschluß zu nähren, sind jetzt in Bonner Ministerien die Blicke nicht auf die zu erledigende Arbeit, sondern aufs Thermometer gerichtet.

Nicht auszudenken, wenn Läden und Kaufhäuser, Hospitäler, Rettungsdienste, Bus- und Zugführer, Ärzte und, was im Sommer besonders wichtig ist, Schwimmbadangestellte und Gartenlokale auf ähnliche Allüren kämen. Da kann der einzelne Bürger in der Tat nur ohnmächtig mit den Zähnen knirschen.

Sie denken an die nächste Wahl!

Im Grunde ist es völlig belanglos, wohin Sie Ihr Kreuz malen. Sie wählen doch nie die Partei, die ihre Vorwahlversprechen einlöst, sondern nur stets das (für Sie) kleinste Übel.

Sie sind nicht dabei

Ich möchte Ihnen nicht das Gefühl geben, Sie übergangen oder vergessen zu haben. Die Möglichkeiten, zum Käuferkreis eines Buches – speziell dieses Buches – zu gehören, ist immer groß. Um das Buch nicht in die voluminöse Nachbarschaft eines Konversationslexikons (beinahe hätte ich Konservationslexikon geschrieben) zu rücken und zweitens dieses Buch auch für das kleine Budget erschwinglich zu gestalten, bleibt mir nur der vielgerühmte Mut zur Lücke.

Haben Sie Nachsicht mit mir, denn, wie Sie sehen, sind meine Beweggründe durchaus plausibel.

Um Ihnen zumindest einige Möglichkeiten der Identifikation zu geben, will ich im Telegrammstil doch einige Kaufgründe ins Feld führen. Falls Ihnen üerhaupt an einer Identifizierungschance gelegen ist?

Sie sind einfach nur neugierig

Sie wollen Ihren Zahnarzt ärgern.

Sie möchten Ihren Eltern (oder Kindern) eine kleine (lobenswerte) Freude machen.

Die Umschlagfarben sprechen Sie an.

Sie haben gerade eine kräftige Nachzahlung ans Finanzamt zu entrichten.

Sie wollen es Ihren Sachbearbeitern beim Finanzamt vermachen.

Die Festplatte Ihres Computers hat sich zum sechstenmal innerhalb einer Woche verabschiedet.

Schon wieder ist ein(e) Mitarbeiter(in) krank.

und, und, und...

Lautmalerisches

Blicken Sie einmal um sich herum. Sind Sie sicher, daß Ihnen keiner zuschaut oder zuhört, so sprechen Sie mal das Wort „Knirschen“ aus.

Nein, nein, nicht so! Das hörte sich so glatt an wie der Fußboden in der Fernsehreklame. Am besten, Sie stehen dazu auf, dann ist die Brust freier und die Töne haben mehr Volumen.

Also, auf ein Neues: Knirschen.

Na ja, das war schon besser, aber so recht geknirscht hat das beileibe nicht. Wenn das Wort so richtig ausdrucksvoll einschlagen soll, müßte man die Schreibweise ändern und es fortan mit mindestens drei R schreiben, also Knirrrschen.

Hören Sie den Unterschied?

Die Altvorderen, bei uns also die alten Germanen, haben sich bei der Wortfindung etwas gedacht.

Es ist immer wieder erstaunlich, wie aus dem kollektiven Unbewußten passende Wörter in die Gegenwart entlassen werden.

Hören Sie nicht nachgerade das unbeschreibliche Geräusch, wenn Sie in der gefliesten Küche auf verschüttetes Salz treten? (Abergläubische Menschen, so beispielsweise meine längst verstorbene Großmutter, glaubten, verschüttetes Salz bringe Unglück – nehmen wir daher Zucker).

Hartes trifft auf Hartes, Schweres auf Kleines. Beim Knirschen werden molekulare Gitterstrukturen zerbrochen und zerkleinert.

Das trifft nicht auf alle Vorgänge zu. Es knirscht der Kies auf dem Gartenweg, aber zerbricht nicht. Ein Spaziergang am Strand, über und über mit Kieselsteinen bedeckt, läßt ähnliche Geräuschbilder entstehen.

Können Sie sich noch an die Einladung erinnern, die Ihnen liebe Freunde bereiteten? Es gab als Vorspeise Feldsalat (auch Rapunzel genannt). Und plötzlich meinten Sie, alle anderen Gäste müßten Sie anstarren, so laut knirschte der nicht völlig ausgewaschene Sand zwischen Ihren Zähnen. Geräusche im eigenen Kopf werden ins eigene Gehirn stets lauter projiziert als nach außen.Nur Ihr Nachbar warf einen kurzen mißbilligenden Blick auf Sie, während Sie sich den Rest des Salates nur sehr zögerlich zu Gemüte führten.

Die Vokal-Konsonant-Kombination des Wortes „Knirschen“ ist in der Tat einmalig.

Das „I“ als heller Vokal erheischt Aufmerksamkeit und Beachtung.

Das „R“ ist wie ein knurrender Hund in seiner ganzen Beharrlichkeit, drei R in Knirrrschen steigern das Phänomen ins fast Unerträgliche.

Und dann folgt noch das „Sch“ hinterher. Wie ein kräftiger Regenguß! Wie ein über den Kopf entleerter Wasserkübel. Wie ein unüberhörbares Bremsmanöver oder wie ein Hundebesitzer, der seinem aufsässigen Hund Ruhe befiehlt.

Auf jeden Fall: Die Ohren können nicht daran vorbeihören.

Aber es kommt noch schlimmer.

Den Wissenschaftlern war das Wort Knirschen einfach zu banal. Sie kreierten ein weitaus gräßlicheres Gebilde.

Medizinisch Gelehrte haben den unbezähmbaren Drang, alles zu verkomplizieren, weil sie unter der ständigen Furcht leben, sonst nicht mehr als Wissenschaftler akzeptiert zu werden.

Soziologen und Psychologen sind dafür ebenfalls ein Beispiel.

So stellten sie das Wortungeheuer Bruxismus auf die Beine.

So etwas bringen nur Männer zuwege. Vielleicht noch die Extrem-Emanzen der heutigen Generation, die sich mit ausgestopften Schultern und durch Bodyshaping gestählten Leibern noch maskuliner gebärden als der Durchschnittsmann.

Welch ein brutales Wort!

Dagegen nimmt sich Knirschen fast wie eine Tüte voll Streicheleinheiten aus!

Ein Knirscher wird zum Bruxer. Das Verbum dazu ist das merkwürdig germanisierte Bruxen.

Die Buchstaben-Kombination B-r-u-x gibt dem pressenden Tun einen dumpfen, grollenen, fast animalischen Touch. Als würde die Unterwelt nach oben gehievt, der Unterleib auf die Zähne befördert. In seiner Klangfärbung geht von diesem Wort etwas Bedohliches und Allgemeingefährdendes aus.

In sprachlich-unangenehmer Nähe ist das Wort knarren mit seinem Substantiv Knarre.

Und, um die tiefsten Abgründe religiösen Aberglaubens und Wahns auszuloten: Das Wort Exorzismus bildet ein ähnliches Sound-Monster, um einmal einen Anglizismus zu gebrauchen.

Das X, das wie eine Spaltung wirkt ,verbunden mit dem rollenden R, das direkt vor dem extrem scharfen zis liegt, – die Inhalte bekommen offenbar immer die richtigen Klangnamen.

Gestatten Sie mir eine kurze Stipvisite zu einem anderen unsympathischen Wort, das nur indirekt etwas mit dem selbstgewählten Generalthema zu tun hat. Exodontismus.

Die gedankliche Querverbindung zu dem religiösen Wort zuvor ist gar nicht so abwegig. Ebenso wie früher häufig und heute noch immer, allerdings in beschränktem Umfang, in ritualem Fanatismus die Ursache allen Übels in Form des Teufels ausgetrieben werden sollte, so gab es in der ersten Hälfte unseres Jahrhunderts eine Richtung, die für alle Krankheiten die Zähne als Ursache betrachtete und schnell mit der Zange den oder die vermeintlichen Übeltäter ins Mülleimer-Exil beförderte. Das hatte – leider oder zum Glück – nur in den seltensten Fällen den erhofften Erfolg, so daß diese Verstümmelungsmanie vorläufig wieder einschlief.

In den letzten dreißig Jahren gibt es wieder eine Renaissance des Exodontismus.

Die Elektroakupunktur entdeckte zu Recht das große Störfeld-Potential im Kiefergebiet, in dem sich ein buntes Gemisch von Herden zeigte.

Zähne mit abenteuerlichen Wurzelfüllungen und noch merkwürdigeren Füllmaterialien, Wurzelreste und chronische Kieferknochenveränderungen tragen selbstverständlich das Attribut „Sicherheitsrisiko“.

Zugleich schoß man aber etwas über das Ziel hinaus, indem fast allen überkronten Zähnen ein Störfeld-Charakter zugewiesen wurde. Mit der Folge, daß unzählige Kronen und Brücken entfernt wurden, obwohl es im Körper weitaus dominantere Störfelder gab.

Auf der Strecke blieb der Patient, ein Mensch, der nun weitgehend entzahnt seinen ehemaligen, teuer bezahlten Schmuckstücken nachtrauerte und sich in letzter Konsequenz genauso unwohl fühlte wie zuvor.

Jeder (Zahn)Arzt sollte sich nun vor Augen halten, wie die Psyche beim Verlust von Aggressionsattributen leidet.

Von der Kunst des Knirschens kann dann keine Rede mehr sein.

Dem Volksmund sind diese wissenschaftlichen Begriffe ohnehin weiße Landstriche in seiner Vokabular-Geografie, so daß ich in diesem Buch den unliebsamen Begriffen nur wenig Raum geben werde.

Halten wir uns an das Bewährte und schauen wir einmal, wie sich Auswirkungen des guten alten deutschen Knirschens manifestieren können.

Vielleicht hat das Ganze sogar noch einen Sinn. Dann soll uns niemand daran hindern, einen Versuch der Deutung zu wagen.

Frisch geknirscht ist halb gewonnen

Die Spuren der Planierraupe

Ein kariesfreier, ungefüllter Zahn ist ein Kunstwerk der Natur. Mit seinen kleinen Rillen, Rinnen, Höckern und Spitzen, seinen Graten und Abhängen, seinem Glanz und seinem Perlmutteffekt, seiner Härte und Form hat die Schöpferkraft der Evolution ein kleines Wunder in die Mundhöhle komponiert. Ein vergrößerter Zahn würde seinem Besitzer in aller Deutlichkeit seine Schönheit offenbaren. Aber so, in seiner jetzigen Größe, findet er nicht immer die gebührende Achtung.

Jedoch Architektur und Schönheit des Lebendigen haben nicht den Zerstörungsdrang, fast könnte man es Zerstörungswut nennen, des Menschen in ihr Kalkül einbezogen.

Im Außen und im Innen.

Wälder werden kahlgeschlagen oder der Brandrodung unterzogen, Flüsse begradigt, Kanäle gegraben. Schneisen für Autobahnen und Flughafenstartbahnen geschnitten – kurzum, der Mensch vergewaltigt.

„Platt machen", nannte es einmal ein Politiker aus dem Norden, subtil sprachfühlig oder sagen wir gleich: derb.

Wer keine Chance hat, sich im Außen auszutoben, richtet das Nivellierungsschwert gegen sich.

Autoaggression und Autodestruktion sind gängige medizinische Formulierungen. Von der Allergie bis zum Asthma, vom Gallenstein bis zur Migräne, das Spektrum der gegen sich selbst gerichteten „Tendenzen" ist von einer immensen Breite.

In der Mundhöhle haben wir die einmalige Chance, die Folgen direkt zu sehen. Es ist fast unglaublich, wie manche Menschen die doch immerhin härteste Substanz im Organismus bearbeiten. Wo dereinst stolze Höcker sich in die Nahrung bohrten, hat der noch härtere Zahn der Zeit für eine gewisse Aplanation gesorgt.

Welche enorme Gewalt muß doch ausgeübt werden, um die Zähne aneinander abzureiben.

Eltern berichten oft von ihren Kindern, deren Zähneknirschen sie nachts hören und häufig darüber besorgt sind.

In den Zeiten der Entwicklung scheint es etwas Physiologisch-Natürliches zu sein. Bedenken Sie einmal das Wunder – und es ist wahrhaftig ein Wunder – das sich im Munde vollzieht. Im Ober- und Unterkiefer wachsen Zähne heraus, brechen aus dem Kieferknochen durch die Schleimhaut hindurch und halten nach einem Partner Ausschau, mit dem sie eine Art funktionelle Ehe eingehen wollen (oder gar müssen).

Es wird nicht immer eine Allianz fürs Leben. Aber in jedem Fall ist es erstaunlich, daß die Natur ihre Formungsmuster auf ein Zusammenpassen der oberen und unteren Zähne koordiniert.

Kleine Unstimmigkeiten werden im Kindesalter eingeschliffen. Die Geräusche, die Ihr besorgtes Mutter- (oder auch Vater-) Ohr vernimmt, haben also einen Sinn. Sie dienen der Feinjustierung. Meistens. Selbstverständlich können auch andere Gründe dahinterstehen – wir werden es im Folgenden etwas näher einkreisen.

Vorerst zurück zur Okklusion, dem Aufeinandertreffen der Zahnreihen.

Nicht immer wird das kindliche oder frühjugendliche

Knirschen den letzten „Schliff" erzielen. Nämlich immer dann, wenn die Voraussetzungen nicht gegeben sind.

Was bedeutet das?

Die nächtlichen Korrekturmaßnahmen der Natur fruchten natürlich nur dann, wenn das Verhältnis der beiden Kiefer in der Nähe des Idealzustandes angesiedelt ist.

Zieht man die Prozentzahl der kieferorthopädisch behandelten Kinder und (heute auch) Erwachsenen als Kriterium hinzu, dann scheint es in der Tat um die Idealverzahnung nicht sehr rosig bestellt zu sein.

Woran mag das nur liegen?

Die normale Kieferorthopädie hat vor lauter Bändern, Bögen und Platten den Zugang zu dieser eminent wichtigen Fragestellung verloren.

Sie behandelt nur, das Warum und Wieso ist ihr völlig gleichgültig, da es offenbar in der Gebührenordnung nicht verankert ist.

Um ein wenig Licht in diesem Dunkel des Desinteresses zu entfalten, sei allen interessierten Lesern das Buch „Gefährdete Menschheit" des Autors Albrecht von Haller empfohlen. Er beschreibt darin in eindrucksvollen und bewegten Worten die fatalen Neben- und Auswirkungen unserer so hochgeschätzten Industriekost, im Supermarkt in Tüten, Paketen, Dosen, Flaschen und Folien erhältlich.

In seinem Werk wird die Forschungstätigkeit des amerikanischen Zahnarztes Wester A. Price lebendig. Frustriert von sinnentleerter Flickschusterei an den Zähnen brach er auf, um die eigentlichen Ursachen der Karies und Parodontose zu suchen.

Bei Naturvölkern, denen die modernisierte Büchse der Pandora mit all ihren „veredelten", bearbeiteten und raffinierten Industrienahrungsmitteln noch verschlossen war, war der Gebißzustand erfreulich gut.

Die Kinder wuchsen mit prächtig geformten Kieferbögen heran.

Und jetzt kommt die für unsere Betrachtung so wichtige Erkenntnis.

Immer dann, wenn Erwachsene aus einem bislang relativ unberührten Kulturkreis auf den Zug der Industriekost, die als Reinprodukt ohne Vitamine, Spurenelemente und Ballaststoffe daherkam, sprangen, zeigten die Kinder der Folgegeneration vermehrt Zahn- und Kieferfehlstellungen und -mißbildungen. Die runden Kieferbögen wurden spitz und gotisch (nichts gegen den gotischen Baustil, nur an Kirchenportalen und -fenstern sieht er besser aus) und häufig waren die Zähne überhaupt nicht angelegt.

Und das von einer Generation zur anderen. Welch ein genetischer Quantensprung!

Wenn heute in unserer Zeit das Kind ohne notwendige kieferorthopädische Behandlung die Ausnahme ist, dann muß uns das doch zu denken geben.

Der Widerhall in der konventionellen Kieferorthopädie war gleich Null. Man bog, dehnte, aktivierte ungerührt weiter. Als ob nichts gewesen wäre.

Wüßte so manches Elternpaar über eine vorgeburtliche Prophylaxe, ja sogar eine Prophylaxe, die lange vor der Zeugung einsetzt, Bescheid, es gäbe durchaus die Chance für eine Reduzierung der kieferorthopädischen Fälle.

Damit ich mir aber nicht den Zorn und den Unwillen der kieferorthopädisch tätigen Zahnärzte zuziehe, muß zu ihrer Entlastung folgendes gesagt werden:

In einer Zeit, in der mit dem Behandlungs-Nulltarif der Kieferorthopädie die Eigeninitiative und die Selbstverantwortung der Eltern stark reduziert wird, kann man keine durchschlagende Änderung des Prophylaxe-Gedankens erwarten.

Also, und damit fädeln wir uns wieder in die Ausgangsüberlegungen ein, wird das Kind weiterhin auf der Suche nach der idealen Beziehung beider Kiefer sein und dabei – unbewußt – die Zähne des Ober- und Unterkiefers aneinander reiben.

Vom Kindesalter machen wir nunmehr wieder einen Zeitsprung in die Erwachsenen-Phase.

Obwohl es weiter oben bereits anklang, möchte ich die Frage noch einmal akzentuieren. Was mag die Ursache dafür sein, daß ein Mensch seine Kauwerkzeuge einer derartigen Extremsituation aussetzt?

Unter Vorbehalt könnte man dafür den Begriff der sukzessiven Selbstverstümmelung prägen.

In den nächsten Kapiteln will ich es wagen, das Hintergründige ein wenig zu decouvrieren. Vor diesem Wagnis wollen wir aber noch einen Blick auf die anatomischen Strukturveränderungen am „kleinen Mann im Mund" werfen. Er nämlich muß das ausbaden, worüber gesprochen werden soll. Die Natur hat es sehr weise eingerichtet – dieser Satz klingt fast überheblich, denn die Evolution hat unter dem Einfluß unsichtbarer Gestaltungskräfte ausschließlich Dinge „entworfen", die zum Zeitpunkt ihres Entlassens in die aktuelle Geschichte für die jeweiligen Bedürfnisse optimal konzipiert waren -, daß im Mund mit möglichst geringem Aufwand ein Maximum an Effekt erreichbar wird. Sie hat nicht das Prinzip des Mühlrades vorweggenommen, das der Mensch für seine Mahlzwecke konstruiert hat, sondern zog es vor, die Zähne bei ihrer funktionellen Tätigkeit mit Rundungen und Kurvaturen auszustatten. Die konvexen Formen überwiegen im Seitenzahngebiet. Im Frontzahngebiet stößt die abgerundete Schneidekante der unteren Frontzähne auf eine Konkavität der oberen Frontzähne.

Dieses Prinzip funktioniert im sogenannten Normalfall ganz gut.

Und doch: Immer wieder erblickt man bei genauem Hinsehen glänzende Flächen, spiegelglatt. Teilweise sind es gekrümmte Flächen, die ausschauen, als hätten die besten Shoeshine-Boys von Istanbul ihr Paradestück abgeliefert. Alles bislang Gesagte gilt ausschließlich für das Gebiß, in dem die Natur sich weitgehend selbst überlassen bleibt, von einigen kleinen Füllungen oder ähnlichem einmal abgesehen. Stört nun ein Zahnarzt mit unpassenden Füllungen, Kronen und Brücken diese intraorale Idylle, dann kann es je nach Sensibilität des Patienten zu erheblichen Störungen kommen.

Auf der Suche nach seinem gewohnten „Feeling" kann die Bearbeitung des Neuen, Fremden so intensiv werden, daß das neue artifizielle Gebilde einschließlich der eigenen Zähne gelockert wird.

Oder es entstehen muskuläre Verspannungen.

Und gar nicht so selten wird sogar das Kiefergelenk in diesen Er-leidens-Prozeß involviert.

Ob überhaupt eine spürbare Folge und in welcher Richtung der mögliche Schaden zielen wird, ist prognostisch kaum abzusehen. Mit Sicherheit ist ein vorgeschädigter Organismus wesentlich schneller aus dem Zustand der Kompensation in die Dekompensation zu führen.

In meiner Praxis versuche ich den Patienten ein einleuchtendes, plastisches Bild zu entwerfen. Bislang wäre nie etwas gewesen. Und auf einmal, so aus heiterem Himmel kommen die subjektiv störenden Anzeichen (medizinisch:Symptome) dahergeflogen (so die Aussagen der Patienten).

Das Bild eines leicht gefüllten Wasserkruges ist für jedermann nachvollziehbar. Zu der vorhandenen Flüssigkeit gießt man wiederum etwas hinzu und niemand wird daran Anstoß nehmen, da vordergründig nichts passiert ist – abgesehen vom erhöhten Füllstand.

Nun kommt der Augenblick, in dem eine größere Menge in den bereits fast bis zum Rand gefüllten Krug gegossen wird.

Und jetzt läuft der Krug über!

Schwenken wir vom Krug wieder auf unseren fiktiven Patienten.

Das Überlaufen des Kruges entspricht seinem unvermutet aufgetretenen Symptom, sei es ein Kopfschmerz, ein Muskelzucken, ein Duchfall oder eine Blasenentzündung.

Im Bilde des Kruges werden wir wie folgt vorgehen:

Man wird den Organismus von Toxinen befreien im Sinne einer Rekonvaleszenz. Dazu bieten sich Leber-, Lymph- und Nierenmittel aus der Homöopathie oder Phytotherapie an.

Kehren wir mit diesem Wissen zurück zu unserem Patienten, den eine neue Brücke so völlig aus der Bahn warf.

Es ist nicht allein damit getan, den Störfaktor zu korrigieren oder zu eliminieren, sondern zugleich ist eine Enttoxinisierungskur vonnöten.

Bei einer guten Zusammenarbeit zwischen Zahnarzt und homöopathisch naturheilkundlichem Arzt wäre zusätzlich an eine Aufbau- und Revitalisierungsbehandlung zu denken.

Inwieweit das Knirschen oder Abradieren der Zähne beim Erwachsenen als krankhaft anzusehen oder als normale Altersentwicklung zu betrachten ist, soll das nächste Kapitel zeigen.

Knirschen – Normalität oder Krankheit

Neben dem Titelwort „Knirschen“ haben wir bereits ein anderes „wissenschaftliches“ Wort kennengelernt: Bruxismus.

Jetzt müssen wir noch ein weiteres hinzufügen.

Die klassische Schulzahnmedizin unterscheidet zwischen einer normalen Funktion (was immer das auch sein mag) und all dem, was offenbar im Begriff „Normale Funktion“ nicht unterzubringen ist.

Das nennt man Para-Funktion.

Damit nicht ganz Findige und Gewitzte auf eine sich anbietende Idee kommen: Für die Wörter Nuß und Para-Nuß gelten diese Feststellungen nicht.

Die schwierigste Frage überhaupt dürfte die Abklärung der Abgrenzung sein: Wo hört die Funktion auf und wo beginnt die Parafunktion und umgekehrt?

Sicher, man kann versuchen, Definitionen aufzustellen.

Definitionen haben jedoch einen Nachteil: Um alles Denkbare in ihnen unterzubringen, werden sie so verwaschen, daß der Einzelfall sich darin ausnimmt wie der einsame Spaziergänger auf spätnächtlicher Straße.

Mit einer Definition schafft man eine Art Kästchensystem, in das man nur die Einzelbefunde einordnen kann.

Immer wieder müssen wir leider feststellen: Das Prinzip Leben – es umfaßt nämlich Funktion und Parafunktion. Rechtgläubige und Abweichler, Gut und Böse usw. – ist mit diesem Schablonendenken nicht immer auf einen Nenner zu bringen.

Was für den einen normal ist, kann für einen weiteren Menschen pathologisch sein – immer aus der Sichtweise der ihn betreuenden Ärzte. Ob aber dieses ins angeblich Krankhafte abweichende Prinzip nicht Teil seines Lebens und seines Entwicklungsprozesses ist, darüber vermag die Medizin in der Regel nichts auszusagen. In diesen Grenzbereichen ist die Psychologie oder gar die Philosophie gefragt.

Lassen Sie mich zur Abgrenzung normal-pathologisch einige Gedanken entwickeln.

Ist die Stärke der Abrasion ein Gradmesser für die Pathologie?

Grundsätzlich: Nein!

Während meiner Praxiszeit, in der ich mich gerade mit diesen recht schwierigen Fällen sehr intensiv befaßt habe, habe ich Patienten gesehen, die ihre eigenen Zähne fast bis auf Zahnfleischniveau abradiert hatten und keinerlei subjektive Symptome zeigten. Andere hingegen reagieren höchst sensibel auf die leisesten Abschliffe. Eine Prognose über die eventuelle Entwicklungsrichtung ist nicht möglich – dazu ist der Zahnarzt nicht in der Lage und meistens auch nicht genügend ausgebildet.

Im Grunde gibt es kein „Dental-Barometer“, das angibt, wann die Zeichen auf Sturm stehen.

So müssen wir wieder auf unser bewährtes Krug-Modell zurückgreifen.

Hat der Kompensationspegel bereits ein bestimmtes Maß überschritten, reicht eben das vielberüchtigte Jota an Zuviel, um Symptome zu produzieren.

Auf der anderen Seite kann ein Naturbursche (pardon, verehrte Leserin, ich kenne kein weibliches Pendant dazu, daher die maskuline Form), dessen Lebensraum stets die freie Natur war, offenbar besser und leichter die Unbill einer Abrasion wegstecken und symptomfrei bleiben.

Die Probleme können aber dann auftreten, wenn ein Zahnarzt in einer Art von Übermut glaubt, Längstverlorenes wieder zu rekonstruieren.

Das über Jahre eingefahrene Spiel der Muskulatur, das sich sukzessive an den neuen Zustand adaptierte, läßt sich nicht im Schnellgang vergewaltigen.

Auf das ungewohnte alte Ambiente, an dem der Zahn der Zeit seine Spuren hinterließ, reagieren diese Menschen häufig mit einer Art Spannungsgefühl in der Muskulatur und einer Art merkwürdig leichteren Ermüdbarkeit beim Kauen.

Es gibt kein Patentrezept.

Es gibt keine Sicherheitsprognose.

Es gibt keine generalisierte Regel bis zu welchem Ausmaß das Prinzip Toleranz greift und ab wo der Körper mit Symptomen reagiert.

Was bei den Kauflächen der Backenzähne noch einigermaßen verständlich erscheinen mag, wird bei anderen Zähnen zu einem kuriosen Phänomen.

Werfen Sie einmal einen Blick in den Spiegel. Sollte Ihnen die zweite Generation inzwischen abhanden gekommen sein, können Sie sich den Gang ersparen. Richten Sie nunmehr Ihr Augenmerk auf Ihre oberen Eckzähne (für Orientierungslose: es ist jeweils der dritte Zahn links und rechts von der Mitte).

Wie sehen die aus?

Sind sie noch schön spitz zulaufend wie dereinst in der postpubertären Phase? So akzentuiert wie bei unseren nächsten Gattungsverwandten, den Primaten? Oder wie bei einem Raubtier?

Die zweite Möglichkeit wäre die Erosion der Spitze – der Zahn hat die Konturen eines Schneidezahnes angenommen.

Die nächste Deformierung wäre die konkave Verunstaltung, d.h. wo früher ein stolzer Gipfel emporragte, zeigt sich heute ein ausgewaschenes Tal.

Wie kommt es zu diesen Substanzabrasionen?

Immerhin ist einiges an Seitwärtsbewegung des Unterkiefers vonnöten, um den unteren Gegenspieler, den unteren Eckzahn,auf die entstandene Fläche oder Mulde zu dirigieren.

In der Fachsprache nennt man es exzentrisches Knirschen.

Welch ein Anlaß mag die Motivation für eine solche ungewöhnliche „Tätigkeit“ sein?

Um das schwer Verständliche ermessen zu können oder besser zu verstehen, machen wir einen Versuch, am besten wieder vor einem Spiegel.

Schieben Sie Ihren Unterkiefer zur Seite und versuchen Sie Eckzahn auf Eckzahn zu positionieren.

Und jetzt drücken Sie in dieser Extremlage den Unterkiefer einmal fest gegen den Oberkiefer.

Macht Ihnen das Spaß?

Selbst der eingefleischteste Masochist wird kaum Freude an dieser Selbstquälerei verspüren.

Wieso machen es aber so viele Menschen?

Dazu noch mit solcher Gewalt – sonst würde der Schmelz nicht abradieren.

Wir wissen es nicht.

Was vom gesunden Menschenverstand her völlig absurd erscheint, führt der Organismus offenbar unkontrolliert durch.

Welche enormen Potentiale der menschlichen Psyche sind dabei am Werk?

Fragen über Fragen!

Das Rätsel der Kanalisierung der psychischen Probleme auf die physischen Bereiche der Zähne in diesen eigentlich unbequemen Stellungen ist alles andere als leicht zu lösen.

Das Spezialisten-Kapitel

Über das Thema Fachmann habe ich mich in meinem Buch „Jenseits der Molaren“ bereits gründlich ausgelassen.

Für bestimmte, eng umgrenzte Bereiche ist ein Spezialist unerläßich. Daher, als Anregung oder Wissenserweiterung soll auch das Funktional-Kausale ein Kapitel erhalten.

Lassen wir einmal die Letztgründe außer Betracht und wenden uns ausschließlich den Folgen zu, so bietet das aufgeführte Schema eine gewisse Übersicht.

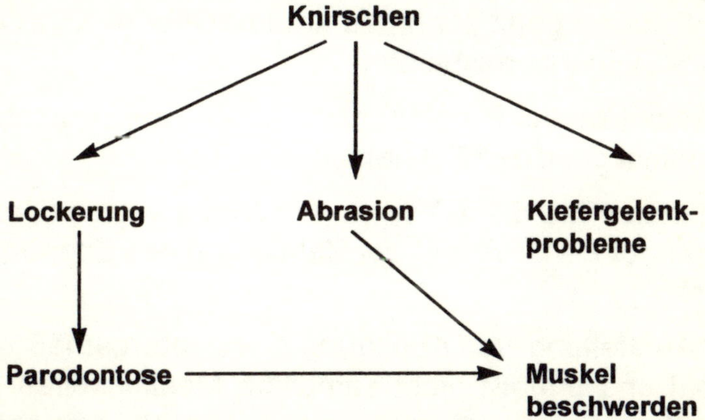

Abb. 1

Das große Problem an dieser Aufstellung liegt darin, daß es keine Prognosemöglichkeiten gibt, die im voraus darauf hindeuten, in welche Richtung sich das ganze Geschehen entwickeln könnte, falls jemand von selbst oder von anderer Seite mit der Diagnose „Knirscher“ beglückt wird.

Das Grundkonzept der Natur sieht für die Kauwerkzeuge primär den Zerkleinerungsprozeß der Nahrung vor, damit zum einen die Brocken besser geschluckt und zum anderen die darin enthaltenen Bestandteile im Magen und Darm leichter resorbiert werden können.

Aber so eindeutig hat die Natur den Funktionsumfang offenbar nicht definiert, daß nicht auch Abweichungen vom Ursprungsplan möglich sind.

Wie immer hat der Volksmund in all seiner Spitzfindigkeit diese Zusatzfunktion bald erkannt und in entsprechende Sprichwörter und Redewendungen (über dieses Wort müßte man sich einmal umfassendere Gedanken machen!) eingebaut.

Trägt jemand ein großes Problem mit sich herum, dann hat er daran ganz schön zu kauen. Oder er kann sich die Zähne daran ausbeißen.

Bekommt er das Problem nicht in den Griff, knirscht er ohnmächtig mit den Zähnen.

Und in der Tat, diese Vorgänge können entscheidende Folgen für den Zustand der Zähne und des Zahnbettes haben.

Die Aufstellung der Abbildung 1 ist naturgemäß sehr global und umfaßt nicht sämtliche Möglichkeiten und Mischformen, aber sie gibt uns ein Gedankenkonzept in die Hand.

Bei unzulänglicher einseitiger Ernährung oder Resorptionsstörungen im Darm kommt es zu Mangelerscheinungen. Der Körper ist bestrebt, bestimmte lebenswichtige Vorgänge, für die eine Reihe von Vitaminen und Mineralien notwendig sind, aufrecht zu erhalten. Erhält er sie nicht, so benutzt er eigene Reservoire, die weniger lebenswichtig sind: Kieferknochen und Röhrenknochen. Der Effekt des Knirschens trifft nunmehr auf ein vorgeschädigtes Zahnhaltegewebe. Parodontose, Lockerung und im schlimmsten Fall Zahnausfall sind die Folgen. Ist hingegen das knöcherne Zahnbett und das Zahnfleisch relativ gesund, so kann es bei intensivem Knirschen und grober, naturbelassener Kost zum Abrieb des Schmelzes führen.

Es gibt Menschen, die ihre eigenen Zähne bis auf Zahnfleischniveau abgeknirscht haben. Die Physiognomie leidet darunter, da das untere Gesichtsdrittel dadurch einfällt – man sieht älter aus.

Der Koordinator beider Kiefer, des unbeweglichen Oberkiefers und des agilen Unterkiefers ist das Kiefergelenk. Es liegt nahe, daß sich ein Dauerstreß, wie es das Knirschen darstellt, und Veränderungen der Zahnreihen untereinander eine Rückwirkung auf das gesamte Kiefergelenk haben können. Besonders betroffen ist das Knorpelgewebe des Discus articularis, der wie ein beweglicher Puffer das Kiefergelenkköpfchen des Unterkiefers mit der Gelenkpfanne am Schädel verbindet.

Natürlich kann das Problem zweifach auftreten, denn das Kiefergelenk ist in doppelter Ausgabe, rechts und links, vorhanden.Gesteuert und geführt werden die Kieferbewegungen des Unterkiefers durch eine Reihe von Muskeln, an denen sich selbstverständlich sehr früh schon die Auswirkungen von Parafunktionen zeigen können. Als Bild wäre ein Muskelkater vorstellbar, der fortwährend anhält, da durch das Knirschen und sonstige Parafunktionen keine richtigen Erholungsphasen eintreten.

Auf Behandlungsmöglichkeiten, die mit homöopathischen und naturheilkundlichen Aspekten den schulmedizinischen Rahmen ergänzen und verbessern, einzugehen, würde den Umfang dieses Buches zu sehr ausdehnen, ich darf jedoch auf mein Buch „Homöopathie – die sanfte (Zahn-) Heilkunde“ hinweisen.

Die Gründe des Knirschens

Hinter den Gründen, die zum Knirschen führen können, steht wie ein großer Fächer das Thema Aggression in seiner Vielfalt von nicht ausgelebtem Ärger über Zorn bis zur nur mit Mühe unterdrückten Wut.

Grundsätzlich handelt es sich dabei um Affektionen, die von der Ratio, der kühlen Vernunft her, nicht ohne weiteres steuerbar sind.

Der Volksmund hört sich dann wie folgt an: „Mann, habe ich eine Wut im Bauch!“ Denn den Sitz der Gefühle hat man intuitiv nie im Kopf vermutet.

Es ist die Ohnmacht, die tief liegenden aggressiven Tendenzen in die Tat umzusetzen. Somit führen sie als fünfte Kolonne eine Art Partisanendasein, man möchte sie in aller Form nicht wahrhaben, muß sich aber dann, sobald die Ratio – und das geschieht besonders im Schlaf – das Zepter aus der Hand gibt, mit ihnen auseinandersetzen.

Das kann der Inhalt eines Traumes sein, der von Gewalt handelt und den Menschen schweißgebadet erwachen läßt, um glücklicherweise festzustellen, daß alles „nur“ ein Traum gewesen ist.

Zugleich oder auch unabhängig von einem Nachtgesicht toben sich die nicht an die Oberfläche gelassenen aggressiven Inhalte an eben jenem Organ aus, das wie kein zweites die Symbole des Kriegsgottes Mars repräsentiert – den Zähnen.

Nach Herzenslust ersetzen in der Nacht (oder auch bei Schlafphasen am Tag) diese Aktionen tätliche oder verbale Handlungen, die man im Grunde nicht ausführen kann, darf oder soll – denn Aggression ist ein negativ besetztes Thema.

Man tut es nicht – denn Krieg gilt als unfein. Der Kampf mit offenen Fäusten weist den Täter als roh und grob aus. Körperliche Verletzungen oder gar Mord (Volksmund: Am liebsten würde ich den Betreffenden ermorden!) wird von der Jurisprudenz strengstens geahndet.

Erinnern wir uns des großen altgriechischen Philosophen Heraklit aus Ephesos (Ca. 540 – 480 v.Chr.). Neben seinem berühmten „Panta rhei" – Alles fließt – setzte er den von den meisten Menschen mißverstandenen Satz „Der Krieg ist der Vater aller Dinge" in die antike Welt. Spannungen, Konflikte, Probleme, Auseinandersetzungen und Gegensätze sind die Motoren der Evolution – das steckt hinter dieser Formulierung.

Nur wer die Erfahrung des Lichtes gemacht hat, kann die Dunkelheit ermessen. Der von allen Menschen so sehnlich herbeigesehnte Frieden ist überhaupt nur verständlich, wenn man ihm seinen Gegenpol, den Krieg, gegenüberstellt.

Auf unser Thema Knirschen allgemein und Aggressionen speziell bezogen, lautet daraus die Konsequenz: Aggression ist ein (notwendiger) Anteil dieser Welt, um die Ruhe oder die Nicht-Aggression letztendlich zu ermöglichen.

Allen Friedens-Kämpfern (welch ein gelungenes Eingeständnis!), allen Friedensforschern (wie könnte man darüber recherchieren, sobald es keinen Krieg mehr gäbe) und sonstigen Utopisten sei ins Stammbuch geschrieben: Solange es Menschen der jetzigen Art gibt, wird vom Streit als der gelindesten Form bis zum Krieg als der grausamsten Form alles im Köcher des Schicksals enthalten sein. Leider! Sonst gäbe es auch keinen Frieden!

Bedenken Sie, verehrter Leser, ganze Heerscharen von Angehörigen der verschiedenen Berufe leben davon. Juristen (Rechtsanwälte, Richter), Polizeibeamte, Gefängniswärter sind die Nutznießer menschlicher Händel. Waffenfabrikanten müßten ihren Betrieb einstellen. Sogar mancher Weißkittel, sei er Chirurg oder Zahnarzt, verdient sein Geld durch Blessuren, die im Streit einem Menschen zugefügt wurden.

Jeder möchte den Frieden, aber keiner möchte darunter leiden

Eine geradezu paradoxe und paranoide Welt!

Der Garten Eden oder das erträumte Paradies wird es auf dieser Welt wohl nie geben.

Kehren wir zurück zum Knirschen.

Immer dann, wenn das weltimmanente Thema Aggression nicht im Außen gelebt werden kann, es also aus moralischen, ethischen oder Sonstwie-Gründen nicht herausgetragen werden kann, wird es verdrängt. In diesem Verdrängnis-Käfig tobt und poltert es unhörbar herum und sucht – händeringend – eine Möglichkeit ans Licht zu kommen.

Zu diesem Zweck müssen – unter anderem – die Zähne herhalten.

Weil im Umfeld nichts getan werden kann, werden die Zähne vergewaltigt.

Die Ohn-Macht bemächtigt sich des Aggressionssymbols Zähne.

Es wird gerieben, gedrückt, gescheuert, radiert, gemahlen, kurzum geknirscht, zum Teil mit einer vielfältigen akustischen Untermalung.

Um nicht im ausschließlich Theoretischen zu bleiben, möchte ich einige konkrete Gründe aufführen:

Ein Angestellter in einer Firma wird von seinem Vorgesetzten auf subtile Art und Weise schikaniert. Die Summe dieser Nadelstiche erzeugt bei unserem Angestellten nach und nach aggressive Gefühle. Am liebsten würde er dem Vorgesetzten die Arbeit vor die Füße knallen und seinen Hut nehmen. Aber er spekuliert selbst auf den Posten.Oder er hat finanzielle Verpflichtungen und verdient bei dieser Firma ganz ordentlich. Oder er scheut einen Neuanfang bei einer anderen Firma und in seinem Alter mit fünfundvierzig ist man so leicht nicht mehr vermittelbar. Und so weiter.

Also wird das aufgestaute Aggressionspotential verdrängt, aber es zeigt sich in der Nacht als ungehemmtes Kompensationsknirschen.

Das zweite Beispiel handelt von einem Mädchen, das in einer Atmosphäre voller Spannungen aufwächst. Tagtäglich wird sie Zeuge, wie Vater und Mutter sich selbst in ihrer Gegenwart nicht zurückhalten, sondern ihre Zwistigkeiten mit äußerster verbaler Vehemenz austragen. Das Mädchen selbst steht erst ein wenig erschüttert, später enttäuscht und ohnmächtig in diesem aufgeblähten Spannungsfeld. Ihre verzweifelten, gutgemeinten Versuche, die Eltern zu einer Aufgabe ihrer erbitterten familiären Fehde zu bewegen, verhallen ergebnislos. An manchen Tagen würde sie am liebsten beide Eltern durchschütteln und sie anbrüllen, ob sie sich denn nicht wie verstandesbegabte erwachsene Menschen verhalten könnten. Der jahrelang schwelende Konflikt, den ihre Eltern recht offen austragen und darum vielleicht nicht zum Knirschen aufgelegt sind, zeigt bei der inzwischen herangewachsenen jungen Dame körperliche Folgen. Ihre unzähligen Appelle, ihr immer wieder aufsteigender Zorn über die Unvernunft des Elternpaares manifestieren sich als ohnmächtiges Knirschen auf den eigenen Zähnen.

Die Eltern wählen irgendwann den Weg der Scheidung – ihr, der jungen Dame, bleibt die Konfliktsituation als ungelöstes Problem erhalten. Sie knirscht noch immer.

Knirschen – was tun?

Ein Gang zum Zahnarzt bringt Sie in den meisten Fällen in den Besitz einer sogenannten Knirscherschiene. Das ist eine durchsichtige Plastikschiene, die über die Zahnreihe eines Kiefers gestülpt wird.

Als Behandlungskonzept steht dahinter eine Änderung der Verhaltensmuster beider Zahnreihen, eine Art Entfremdung voneinander und Aufgabe alter, liebgewonnener Positionen. Meistens wird die Schiene nachts getragen.

Leider hilft sie nur bei einem kleinen Teil der Patienten. Die anderen stecken das ihnen unangenehme „Ding“ , wie Sie es nennen, in irgendein Kästchen oder knirschen nunmehr mit Wonne auf der neuen Schienenkaufläche herum.

Denn jede Schiene ist ein ausschließlich mechanischer Behelf, der die dahinterliegenden Gründe des Knirschens nicht eliminiert.

Ebenso sind homöopathische Mittel kein Allheilmittel, sondern ebenfalls eine Hilfe bei der Herabsetzung der Verspannungs- und Verkrampfungstendenz. Die klassischen Homöopathika bei derartigen Fällen sind:

Cuprum metallicum

Colocynthis

Hinzu kommen noch

Zincum metallicum als Nervenberuhigungsmittel, Humulus lupulus (Hopfen) und Avena sativa (Hafer) als Mittel der Beruhigung.

Die letzten drei Mittel sind neben Calcium phosphoricum, dem Homöopathikum für Neurastheniker (Nervenschwache), im homöopathischen Komplexmittel Arkanoplex 5 der Firma Kairos Remedia enthalten.

Entspannungsübungen und autogenes Training können die Heilmittel-Therapie sinnvoll ergänzen.

Zu guter Letzt gäbe es noch die Empfehlung, einen fähigen Psychotherapeuten hinzuzuziehen, um im Gespräch die psychischen Aspekte, die dem Patienten selbst nicht immer bewußt sind, aufzudecken und zu bearbeiten.

Knirschen in der Tageszeitung

Selten ist das Thema Knirschen es einer Zeitung und ihren Redakteuren wert, darüber einige Zeilen zu verlieren.

Eine wohllöbliche Ausnahme bildete in der letzten Zeit die Frankfurter Allgemeine, die am 17. Juni 1994 eine kurze Glosse unter der Überschrift „Knirsch" als Bestandteil des Wessi-Ossi-Gegensatzes brachte, aber wohlweislich weitergehende Interpretationen vermied.

Hier der Artikel im Original:

Knirsch

Was wir noch nie wissen wollten und uns darum auch gar nicht zu fragen trauen brauchten – jetzt ist es uns als sensationelles Forschungsergebnis serviert worden, mundgerecht. Derselbe steht uns offen vor Erstaunen: Zähneknirschen ist im Osten des Vaterlandes verbreiteter als im Westen. Dies gehe aus der neuesten Mundgesundheitsstudie der Bundeszahnärztekammer hervor, berichtete die Nachrichtenagentur Associated Press (AP) am Donnerstag. Sie fügte hinzu, als Ursache des Zähneknirschens sähen die Ärzte seelische Belastungen an. Daß wir da nicht selber draufgekommen sind! Zerknirschtes Lippenbeißen.

Die Dentalforscher müssen – bitte schön weit aufmachen – dem Volk genau ins Maul geschaut haben, denn ihre Zahlen sind trennscharf wie Zahnseide: Es knirschen von den Jugendlichen Ost 29,2 Prozent, von den Jugendlichen West nur 16 Prozent, bei den Erwachsenen steht das Ost-West-Verhältnis bei Zähneknirschenden 28,8 zu 16,7 Prozent.

Nun hätte man in der Woche nach dem ersten "Superwahlsonntag" des Jahres ja manches noch gerne gewußt, etwa, ob in München mehr SPD- als CSU-Wähler knirschen, ob die hohe Zahnknirschrate im Osten kausal mit dem guten Abschneiden der SED-Nachfolgepartei PDS verzahnt werden kann und ob Außenminister Kinkel (FDP) schon früher knirschte oder erst seit Sonntag die Zähne zusammenbeißt. Doch wollen wir nicht mäkeln. Seit der Studie weiß die Welt in Grundzügen, wie es in Deutschland steht mit dem Zähneknirschen. Die Augenärzte sollten jetzt erforschen, wie es um das Heulen bestellt ist.

F.A.Z. 17.6.94

Die Kunst des Knirschens

Aus welchen Beweggründen Sie, verehrte Leserin, verehrter Leser, auch immer dieses Buch erstanden haben mögen, Sie sind mir nunmehr durch eine Reihe von Kapiteln gefolgt. Ich hoffe nicht, daß Sie dieser Unsitte frönen und bei einem Buch die Einleitung und anschließend die Abschlußgedanken lesen und dann glauben, Sie könnten sich über alles darin Eingerahmte schon ein Bild machen – in Analogie zum weitverbreiteten TV-Zapping wäre dann der Begriff Book-Zapping angebracht.

Wie dem auch sei, Sie waren während des Lesens immer auf der Suche nach Informationen und Tips zur eigentlichen Kunst des Knirschens.

Vielleicht hat sich in Ihrem Kopf die Vorstellung eingenistet, man könnte durch bestimmte Techniken und Meditationsübungen das banale Knirschen irgendwie vergeistigen oder aus diesem urrudimentären Vorgang so etwas wie eine Symphonie der Muskel- und Zähne-Einzelspieler machen.

Das letztere käme Vorstellungen des deutschen Bildungsbürgertums nahe, das Kunst stets als etwas Hehres ansieht, sei es in Stein gemeißelt, architektonisch gelungen, farblich trefflich auf Leinwand gebannt, als großartiges Klanggebilde, als Verse eines Poeten oder Gedanken eines Literaten.

Mit all dem läßt sich das Knirschen wahrlich nicht verknüpfen.

Können Sie sich vortellen, wie jemand im Hexameter knirscht oder diesen Vorgang im Jugendstil absolviert?

Hingegen wäre ein impressionistischer Bruxismus nicht auszuschließen, wiewohl keinerlei Zusammenhang mit Monet, Degas & Co zu konstruieren ist.

Und nunmehr sind Sie fast am Schluß des Buches angekommen und warten noch immer auf eine Botschaft, die diesen Titel rechtfertigt.

In dieser Hoffnung möchte ich Sie nicht enttäuschen, denn wir aus dem deutschsprachigen Raum möchten den Dingen ja immer auf den Grund gehen oder sind immer bestrebt, alles zu hinterfragen und in allem einen Sinn zu finden.

Bevor ich diese Frage beantworte, muß ich noch ein Geständnis ablegen:

Die Wiederholung des Buchstaben K, vornehm Alliteration genannt, verleiht dem Titelthema etwas mehr Pep, es klingt einfach runder als beispielsweise „Betrachtung über das Knirschen“, „Ist Knirschen heilbar“ oder „Die seelischen Hintergründe des Knirschens“.

Was ist nun die Kunst des Knirschens?

Die Antwort wird Sie überraschen! Aber vermutlich hat der eine oder andere von Ihnen dieses Fazit schon geahnt.

Die Kunst des Knirschens besteht darin, es nicht zu tun.

Literatur

Gaylin, Willard
Gefühle
Kösel-Verlag München, 1988

Heinrichs, Gerd
Aggression und Depression
Verlag Mehr Wissen Düsseldorf, 1985

Volkmer, Dietrich
Jenseits der Molaren
– Zahnmedizin oder Zahn-Heil-Kunde
Energetik-Verlag Sulzbach, 1988

Volkmer, Dietrich
Mars im Spiegel
– Mythologisch biß-liche Betrachtungen
Energetik-Verlag Sulzbach, 1991

Volkmer, Dietrich
Homöopathie
– die sanfte (Zahn-)Heilkunde
Energetik-Verlag Sulzbach, 1993

Broschüre der Firma Kairos Remedia
Arkanoplexe
Westliche Brühlstr. 4, 76689 Karlsdorf